手足口病
防治知识问答

SHOUZUKOUBING
FANGZHI ZHISHI WENDA

广东省疾病预防控制中心 编著

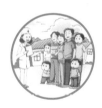

SPM
南方出版传媒
广东人民出版社
·广州·

图书在版编目（CIP）数据

手足口病防治知识问答 / 广东省疾病预防控制中心编著 . —广州：广东人民出版社，2015.10

ISBN 978-7-218-10388-4

Ⅰ. ①手… Ⅱ. ①广… Ⅲ. ①手足口病—防治—手册 Ⅳ. ①R512.5－62

中国版本图书馆 CIP 数据核字（2015）第 228173 号

手足口病防治知识问答

广东省疾病预防控制中心　编著 　　　　版权所有　翻印必究

出版人：曾　莹

责任编辑：王　宁　曾玉寒
装帧绘图：邝　野　温惠华　李　磊　王子龙　高　阳
封面设计：李桢涛
责任技编：周　杰　黎碧霞

出版发行：广东人民出版社
地　　址：广州市大沙头四马路 10 号（邮政编码：510102）
电　　话：（020）83798714（总编室）
传　　真：（020）83780199
网　　址：http://www.gdpph.com
印　　刷：广州伟龙制版有限公司
开　　本：787mm×1092mm　1/32
印　　张：2　字　数：60 千
版　　次：2015 年 10 月第 1 版　2015 年 10 月第 1 次印刷
定　　价：9.80 元

主要人物介绍

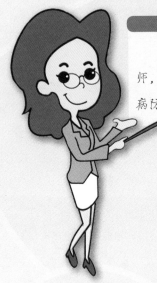

汪老师

美美幼儿园的老师，非常关注手足口病防治知识宣传。

刘医生

悠悠主治医生，细致温柔，是位负责任的医生，积极宣传手足口病防治知识。

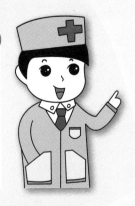

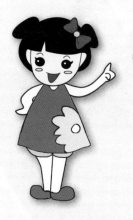

美美

三岁可爱的女宝宝，上幼儿园小班。活泼开朗，是个充满爱心的乖宝宝。

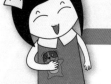

悠悠

美美在幼儿园的好朋友，曾患手足口病，后治愈，是个对什么都充满好奇的机灵宝宝。

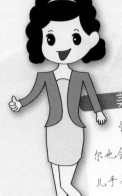

美美妈妈

性格温柔，但偶尔也会发飙，很注重女儿手足口病防治教育。

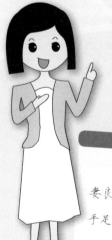

悠悠妈妈

努力做一个贤妻良母，细心照顾患手足口病的女儿。

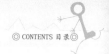

目录 CONTENTS

目录
CONTENTS

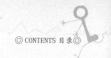

1. 什么是手足口病?

手足口病是由多种肠道病毒引起的一种儿童常见病,患者主要为 5 岁以下宝宝,以发热和手、足、口腔等部位出现皮疹或疱疹为主要特征。

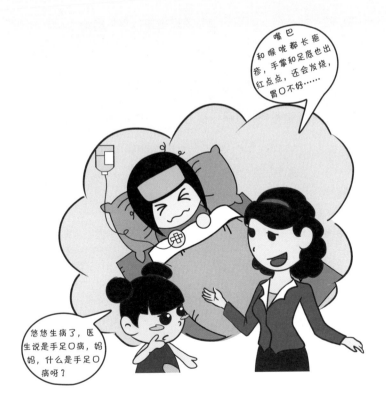

2. 手足口病会传染吗?

手足口病是一种常见传染病,主要是通过人群密切接触传播,儿童接触肠道病毒污染过的手、毛巾、玩具、食具、奶具以及床上用品等引起感染;也可通过空气(飞沫)和被病毒污染的水及食物传播。

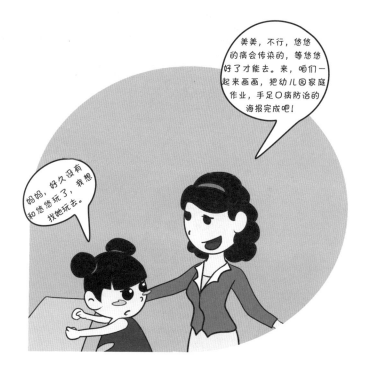

3.什么人会得手足口病?

手足口病并不是小朋友特有的疾病,任何年龄段的人都有可能感染肠道病毒。由于成人免疫力强较少发病,或者即使感染也主要表现为隐性带毒(有传染性但不发病);而儿童由于免疫力较弱,感染病毒后容易发病。

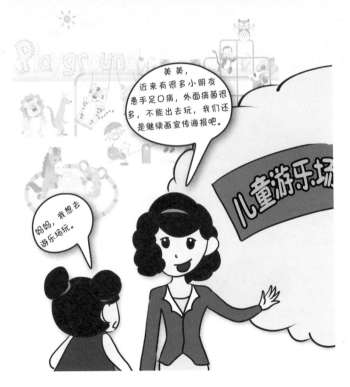

4. 手足口病严重吗?

大多数宝宝患手足口病后症状轻微，主要表现为发热和手、足、口腔等部位出皮疹或疱疹，预后良好，无后遗症；少数宝宝会出现比较严重的并发症，如心肌炎、肺水肿、无菌性脑膜炎等，个别甚至会死亡。

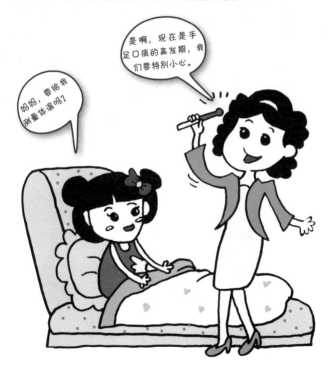

5. 手足口病多少天能好？

绝大多数宝宝病情较轻，会在 1 ～ 2 周内治好；少数病情较重的宝宝需要较长时间才能恢复。

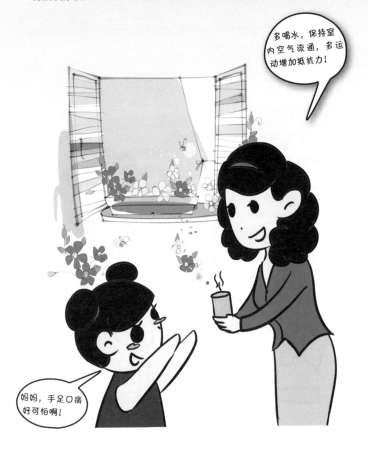

6. 什么季节容易得手足口病？

手足口病一年四季均可发病，以夏秋季多见。

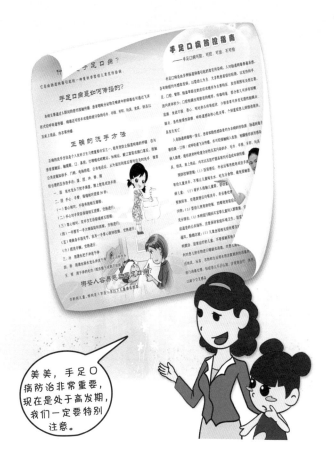

7. 手足口病有哪些症状?

手足口病发病急，以发热、出疹为特征，出疹常见于手、足、口腔、臀部和等部位，疱疹周围可有红晕，疱内液体较少。患者可伴有咳嗽、流涕、食欲不振等症状。

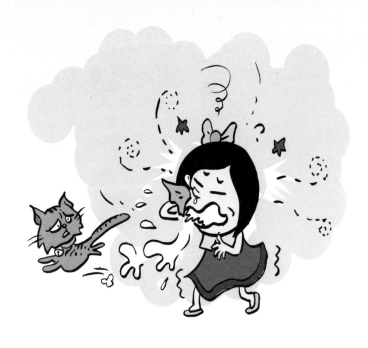

8. 口腔疱疹如何护理？

患了手足口病，宝宝口腔内往往会出现多个分散、大小不等的水泡，水泡能很快破溃造成口腔溃疡，致使宝宝伴有流涎、口痛等。此时家长要鼓励宝宝多喝水，虽然宝宝嘴巴痛，还是要尽可能多进食，可选择有营养、易消化的流质、半流质食物，比如牛奶、蛋羹、肉末等；严禁摄入辣、酸、咸等刺激性食物，以免破溃处的口腔黏膜遭到刺激，增加患儿疼痛；使用奶瓶喂养者，建议暂停奶瓶喂养，可用光滑的小勺取奶液自嘴角慢慢喂下，喂后加喂少许温开水，达到清洁口腔作用。对于拒食、拒饮的患儿，要及时遵医嘱给予补充营养液，也可选用双料喉风散、金喉健喷雾剂、开喉剑喷雾剂、口腔炎喷雾剂、康复新液等中成药物局部外喷。

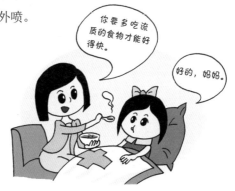

你要多吃流质的食物才能好得快。

好的，妈妈。

9. 手足口病与湿疹怎么区分？

手足口病具有传染性，常有发热；皮疹可出现在手、足、口腔、臀部和膝盖等部位，且皮疹不痛不痒；口腔黏膜出现疱疹时疼痛明显。

湿疹是一种皮肤病，无传染性，无发热；全身各部位均可发生皮疹，皮疹为多形性，呈对称分布，有渗出，可反复发作，自觉剧烈瘙痒。

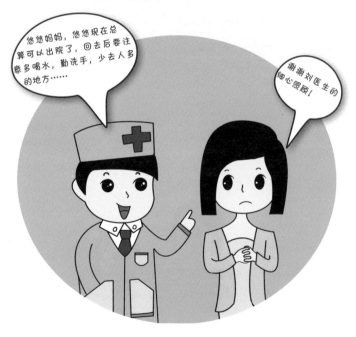

10. 手足口病有特效药吗?

手足口病没有特效药物，主要对发热、出疹等症状进行处理。家长要积极配合医生治疗，同时注意让宝宝适当休息，清淡饮食，做好口腔和皮肤护理。

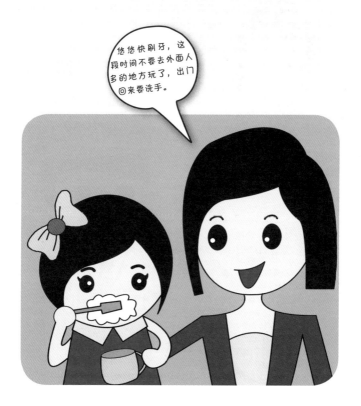

11. 手足口病有预防针打吗？

手足口病目前尚无预防针可打，但是科学家们正在积极研制疫苗，现已进入临床实验阶段。

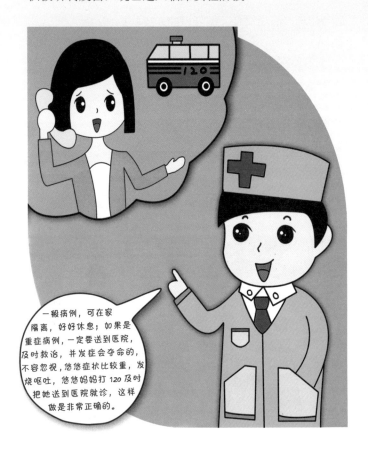

12. 如果怀疑得了手足口病, 要去医院看病吗?

由于少数宝宝患手足口病后会在短时间内病情加重, 为避免延误治疗, 家长应及早带宝宝到正规医院就诊。

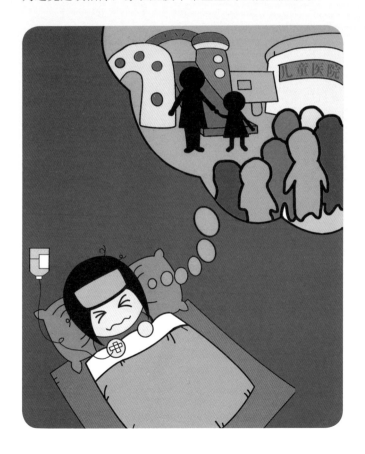

13. 重症手足口病早期有哪些主要症状？如何处理？

宝宝患手足口病后，家长要密切观察其身体状况，学会"二摸"和"二看"：

"二摸"：摸患儿额头是否高烧，摸皮肤是否发冷；

"二看"：看患儿是否精神萎靡不振，看肢体是否颤抖抽搐。

如出现以上症状，有可能在短期内发展为手足口病重症病例，应立即送医院救治。

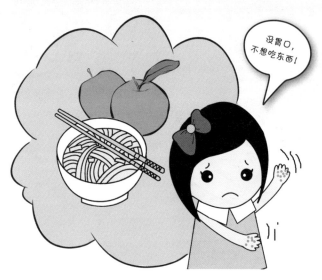

14. 得过手足口病后，会不会再次得病?

由于多种肠道病毒均可引起手足口病，宝宝得过手足口病后，虽然能对引起本次感染的肠道病毒产生一定的免疫力，但对其他型别的肠道病毒不具有免疫力，若感染其他肠道病毒，可能会再次发病。

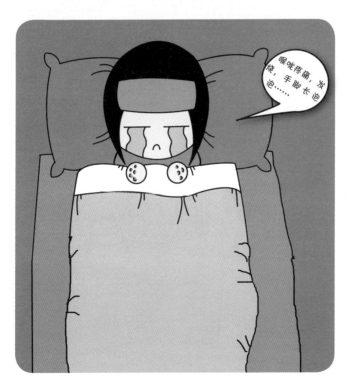

15. 为了避免宝宝得手足口病，家庭卫生要注意哪些？

宝宝、家长及看护人员均要养成良好的洗手习惯，保持居室清洁、通风，宝宝的餐具、玩具等物品要经常清洗消毒。

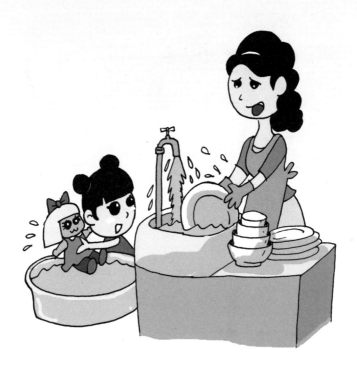

16. 洗手重要吗?

手表面看似干净,但实际可携带多种肉眼看不见的病毒、细菌等病原体,通过"脏手"可传播多种疾病,勤洗手是预防疾病的第一道防线,并学会正确洗手。

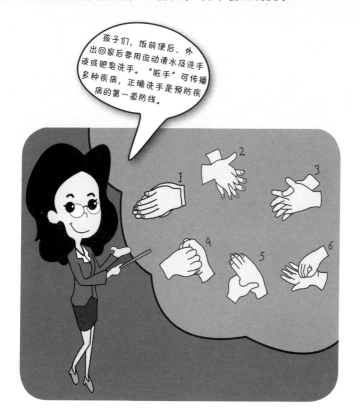

17. 什么情况下要洗手？

儿童在饭前便后、外出回家后要用流动清水及洗手液或肥皂洗手；家长及看护人员在接触儿童前，替儿童更换尿布、处理儿童粪便及呼吸道分泌物后均要洗手。

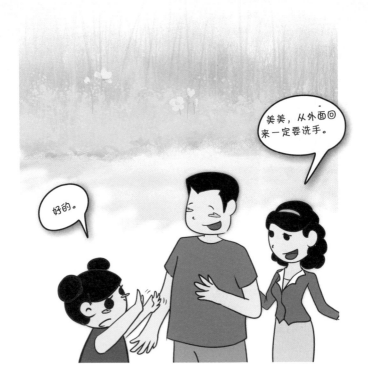

18. 洗手步骤是怎样的？

（1）打开水龙头，淋湿双手（包括手腕、手掌和手指）。

（2）关紧水龙头，加入洗手液或肥皂，用手擦出泡沫。

（3）认真揉搓双手至少15秒钟，应注意清洗双手所有皮肤，包括手背、指尖和指缝，具体揉搓步骤为：

①掌心相对，手指并拢，相互揉搓。

②手心对手背沿指缝相互揉搓，交换进行。

③掌心相对，双手交叉沿指缝相互揉搓。

④弯曲手指使关节在另一手掌心旋转揉搓，交换进行。

⑤右手握住左手大拇指旋转揉搓，交换进行。

⑥将五个手指尖并拢放在另一手掌心旋转揉搓，交换进行。

（4）打开水龙头，用清水冲洗双手。

（5）泼水将水龙头冲洗干净，关闭水龙头。

（6）用干净的毛巾／抹手纸擦干双手，或用烘干机吹干双手。

1.在水龙头下把手淋湿，擦上肥皂或洗手液。

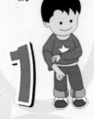

2.手心相对，手指并拢，相互搓搓。

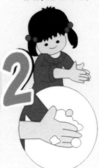

3.手心对手背沿指缝相互搓擦，交换进行。

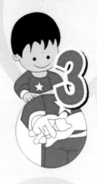

正确洗手

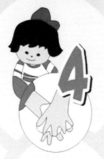

4.掌心相对，双手交叉沿指缝相互搓搓。

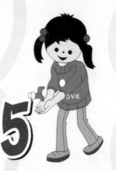

5.五指并拢，到水龙头下冲水。

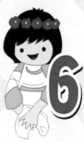

6.关上水龙头，用毛巾擦干手。

19. 日常生活中，宝宝物品如何清洁？

餐饮具、奶瓶每次使用前应煮沸或高温消毒；玩具应每周清洗；尿布、毛巾、衣物、被褥等应经常换洗与晾晒；每周对地面及桌椅台面、床围栏、门把手、电话等物体表面进行清洁擦拭。

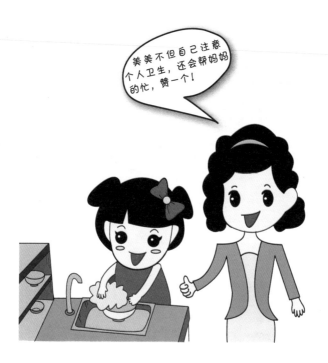

20. 宝宝出外玩耍，卫生方面要注意什么？

尽量避免带宝宝到人群聚集、空气流通差的公共场所；宝宝不要与手足口病患者接触；保持宝宝的手部清洁，玩耍后、饮食前注意洗手；家长和看护人员也要勤洗手。

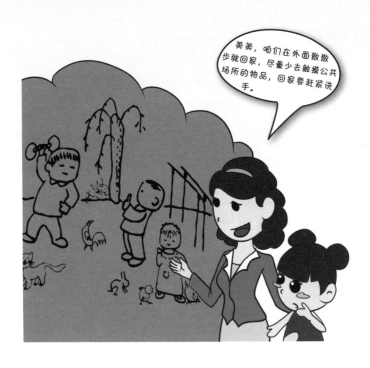

21. 宝宝去医院或社区卫生服务中心看病、打预防针，卫生方面要注意什么？

避免与其他患儿接触；不去医院的公共游乐场玩耍，尽量不触碰公用设施的物体表面；家长带宝宝看病后均要及时洗手。

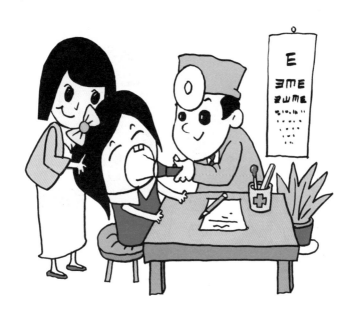

22. 宝宝得了手足口病，饮食上要注意什么？

宝宝得了手足口病，胃肠道的消化功能会受到一定的影响，口腔疱疹也会导致宝宝不适，因此家长需准备清淡易消化、温度适宜的流质食物，避免食物对宝宝口腔和胃肠道的刺激及损伤。

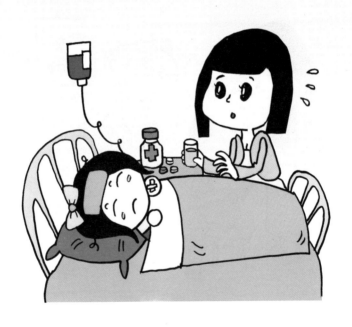

23. 宝宝得了手足口病, 宝宝物品如何消毒?

宝宝接触过的学习用品、玩具用含有效氯 500mg/L 消毒剂（市面上销售的有 84 消毒液、漂白粉、漂精粉等）擦拭或浸泡，浸泡 30 分钟后用清水冲洗干净；宝宝的衣服、被褥、毛巾等需要单独清洗，阳光下暴晒两个小时或煮沸 20 分钟或用含有效氯 500mg/L 消毒剂溶液浸泡 30 分钟，必要时用清水冲洗干净；宝宝的奶瓶、餐饮具每次使用前应煮沸 20 分钟或高温消毒；不适合用消毒剂擦拭的用品（如书本等）可在阳光下暴晒两个小时。

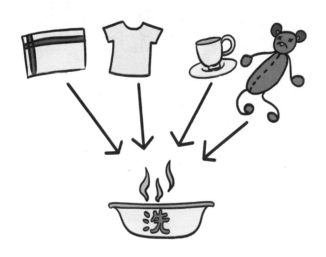

24. 宝宝得了手足口病，能外出吗？

宝宝得了手足口病最好在家静养，病情严重的小朋友应住院治疗。若确实需要外出，应注意不要到人群聚集的公共场所，不要与其他小朋友接触，避免使用公用物品。

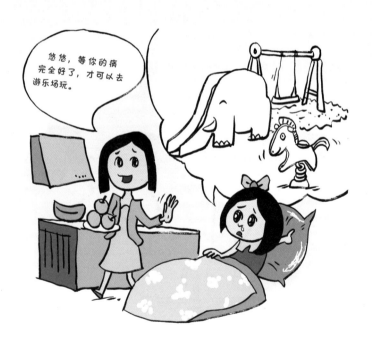

25. 家里有两个以上的宝宝，其中一个宝宝得了手足口病，其他宝宝怎么办？

健康宝宝与患病宝宝要隔离，避免与患病宝宝亲密接触（如拥抱、拉手、同睡等），避免共用餐具和玩具；家长除照顾患病宝宝外，也要密切关注其他宝宝的健康状况，一旦出现发烧、出疹等症状，应尽快就医。

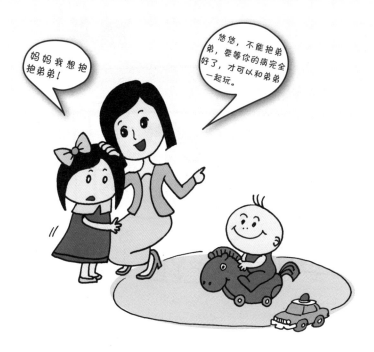

26. 宝宝得了手足口病，家里有孕妇要注意什么？

宝宝得了手足口病，家里的孕妇应减少和宝宝接触，同时注意开窗通风，勤洗手，一旦孕妇出现发热、出疹等症状，应及时到正规医院就诊。

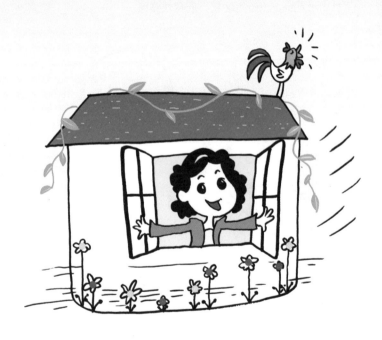

27. 宝宝得了手足口病，能上幼儿园吗？

　　由于手足口病会传染，宝宝得了手足口病不能上幼儿园，应遵医嘱居家隔离或住院治疗。

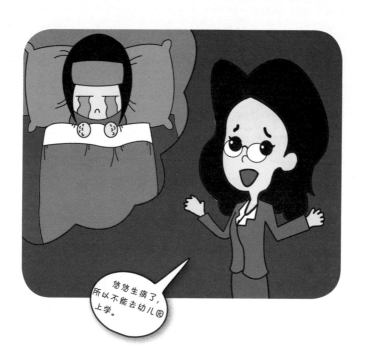

28. 宝宝得了手足口病，多久能上幼儿园？

宝宝得了手足口病需治疗至全部症状消失后一周，凭医疗机构出具的健康证明，方可复课。在此期间患儿应尽量避免外出，不要与其他儿童玩耍。

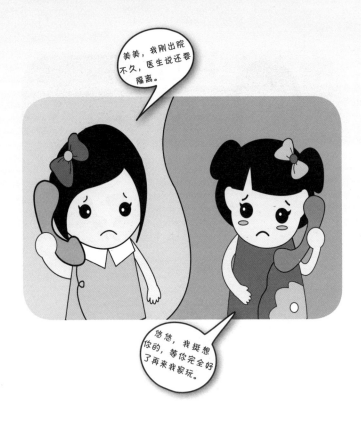

29. 幼儿园为什么容易发生手足口病疫情?

幼儿园儿童聚集,幼儿对手足口病普遍易感且卫生习惯尚未养成,一旦幼儿园存在肠道病毒污染,容易发生疫情。

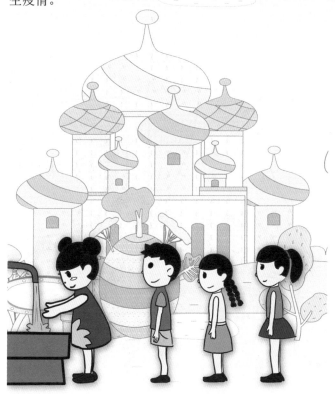

30. 幼儿园应该从哪些方面做好手足口病的预防工作?

幼儿园应加强健康教育,落实晨检制度,做好因病缺勤及病因追查登记报告,教育幼儿养成正确的洗手习惯,保持空气流通和室内外卫生清洁。

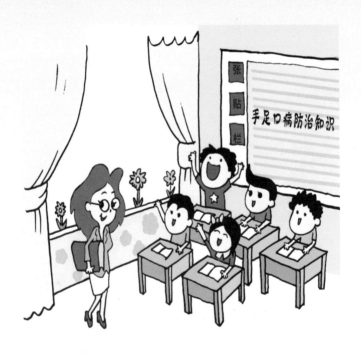

31. 幼儿园小朋友共用的物品及设施如何保持清洁？

幼儿园每天对地面、门把手、楼梯扶手、桌面等进行擦拭消毒；对厕所进行清洁消毒；对玩具、滑梯等物品进行清洗消毒；定期暴晒衣物、被褥等。手足口病流行季节增加消毒频次。

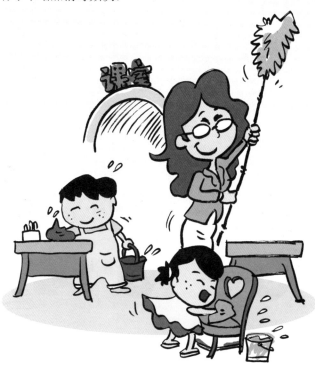

32. 幼儿园校车如何清洁消毒？

校车应以自然通风为主，密闭的空调车应开启通风装置；每天用含有效氯 500mg/L 消毒剂溶液对校车的门把手、座位、扶手等进行擦拭；车厢地面进行喷洒消毒，时间为 30 分钟，必要时用清水擦拭干净。

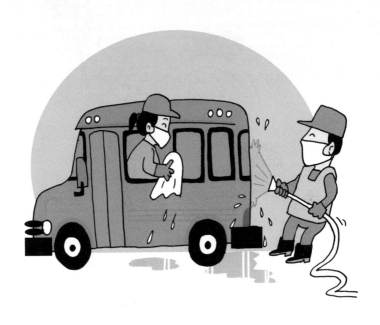

33. 如果班上有小朋友出现发热、出疹如何处理？

应立即通知家长将小朋友接回家，并告知家长及时将孩子送正规医院进行诊治，待孩子痊愈后方可上学。患病小朋友在幼儿园使用及接触过的物品要及时清洁消毒；幼儿园要强化落实晨检、午检制度，加强因病缺勤登记工作，一旦出现异常情况应及时报告属地疾病预防控制机构。

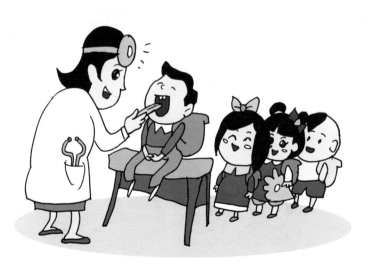

34.幼儿园发生手足口病疫情后应该开展哪些工作？

幼儿园在做好日常预防工作基础上，还须强化落实以下措施：

（1）尽快向当地疾病预防控制机构报告。

（2）暂停幼儿园全园性的集会活动。

（3）实施晨检、午检制度。

（4）托幼机构由专人负责与离园的小朋友家长联系，了解每日健康状况。

（5）确定暴发疫情后，根据疾病预防控制机构的要求实行日报和零报告制度，掌握手足口病学生每日增减情况；配合做好暴发疫情的处置工作。

（6）如发生暴发疫情，应对全园进行彻底消毒。

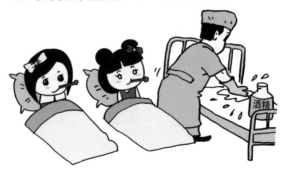

35. 幼儿园在手足口病疫情发生期间如何开展消毒工作?

(1) 教室以自然通风为主,每日通风 2～3 次,每次不少于 30 分钟;定期开启紫外线灯消毒。

(2) 对园内物体表面(如门把手、楼梯扶手、床围栏、桌椅台面、水龙头等)、地面和墙壁用含有效氯 500mg/L 消毒剂溶液擦拭或喷洒消毒,作用 30 分钟;被患儿粪便、疱疹液等污染过的物体表面、地面和墙

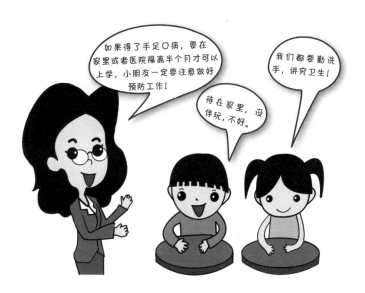

壁可先用即弃型物品清理污物，再用含有效氯 1000mg/L 消毒剂溶液擦拭或喷洒消毒，作用 30 分钟。

（3）玩具用含有效氯 500mg/L 消毒剂溶液擦拭或浸泡，作用 30 分钟后用清水擦拭或冲洗干净。

（4）患儿的衣服、被褥、毛巾等需要单独清洗，阳光下暴晒 2 小时或煮沸 20 分钟或用含有效氯 500mg/L 消毒剂溶液浸泡 30 分钟，必要时用清水冲洗干净。

以上消毒措施需每日进行。

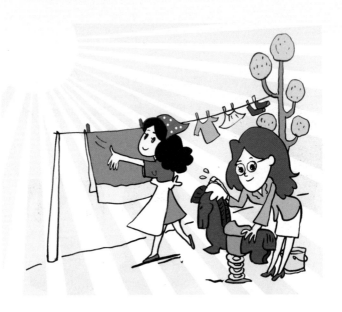

附录:

广东省家庭手足口病防控指引

（2015 年版）

一、日常预防措施

（一）每天开窗通风 2～3 次，每次不少于 30 分钟；每周对地面及桌椅台面、床围栏、门把手、电话等物体表面进行清洁擦拭。

（二）儿童在饭前便后、外出回家后要用流动清水及洗手液或肥皂洗手，持续至少20秒；洗完手后应使用独立毛巾抹干手。

（三）家长及看护人员在接触儿童前、替儿童更换尿布、处理儿童粪便及呼吸道分泌物后均要洗手。

（四）餐饮具、奶瓶每次使用前应煮沸20分钟或高温消毒；玩具应每周清洗；尿布、毛巾、衣物、被褥等应经常换洗与晾晒。

（五）早晚探摸儿童额头，如有发热要测体温；手足口病流行季节，应同时留心观察儿童的口腔、手、足、臀部和膝盖等是否有疱疹或斑丘疹。

（六）手足口病流行期间应尽量避免带儿童到人群聚集、空气流通差的公共场所。

（七）儿童出现发热、出疹等症状应及时到正规医院就诊，根据医生建议住院或居家隔离治疗。

二、患儿居家隔离治疗建议

除做好上述日常预防措施外，还须做到：

（一）患儿居家隔离治疗期间，家长及看护人员应密切留意其身体状况，学会"二摸"和"二看"法。

"二摸"：摸患儿额头是否高烧，摸皮肤是否发冷。

"二看"：看患儿是否精神萎靡不振，看肢体是否颤抖抽搐。

如发现上述症状，应立即将患儿送至手足口病重症病例定点救治医院进行治疗。

（二）地面、家具表面、玩具等应每天清洁，每周消毒 1～2 次。

（三）被患儿粪便、疱疹液以及呼吸道分泌物污染的物品或表面，清洁后进行擦拭或浸泡消毒。

（四）家中如有其他儿童，食宿、玩具和生活用品等应尽量分开，同时密切关注其健康状况。

（五）居家隔离治疗时限为患儿全部症状消失后1周。在此期间内患儿应尽量避免外出，不与其他儿童接触。

广东省学校及托幼机构手足口病防控指引

(2015 年版)

一、日常预防工作

（一）根据教育行政部门的部署，制定本单位手足口病防控预案，建立领导责任制，并将责任分解到部门、单位和个人。

（二）每学年开学后应组织全校或全园教职工学习手足口病防控知识；通过广播、液晶屏幕播放和宣传栏等方式开展学生与幼儿健康知识教育。

（三）落实晨检制度。发现发热、出疹等症状的学生和幼儿，应立即通知家长尽早送至医院就诊；患儿所用物品应立即消毒；学生和幼儿患病期间应停课休假，直至症状完全消失后一周，凭医疗机构出具的健康证明，方可复课。

（四）做好因病缺勤及病因追查登记报告工作，发现发热、出疹病例异常增多应及时报告当地疾病预防控制机构和教育行政部门。

（五）设置充足的洗手水龙头，配备洗手液或肥皂供师生使用，每日落实学生和幼儿勤洗手。

（六）各类场所（如教室、音乐室、舞蹈室、阅览室、保育室、宿舍、教研室等)应保持空气流通和室内外卫生清洁。

（七）校内、园内进行午睡的学生和幼儿应有独立的卧铺，卧具独立存放。

（八）每天对玩具、个人卫生用具、餐饮具等物品进行清洗消毒；对地面、门把手、楼梯扶手、桌面等物体表面进行擦拭消毒；对厕所进行清洁消毒；定期对衣物、被褥等阳光暴晒。在手足口病流行季节，应增加消毒频次。

（九）如配备校车，应保持校车卫生清洁；校车应以自然通风为主，密闭的空调车应开启通风装置；每天对校车的门把手、座位、扶手、车厢地面等进行消毒。

二、当发热、出疹等患者异常增多时

除做好上述日常预防工作外，还须实施：

（一）控制措施。

1.尽快向当地疾病预防控制机构报告。

2.暂停全校或全园性的集会活动。

3. 实施晨检和午检制度。

4. 学校和托幼机构由专人负责与离校或离园的学生联系，了解每日健康状况。

5. 确定暴发疫情后，根据疾病预防控制机构的要求实行日报和零报告制度，掌握手足口病学生每日增减情况；配合做好暴发疫情的处置工作。

6. 如发生暴发疫情，应对校园进行彻底消毒。

（二）临时停课后的措施。

1. 如出现暴发疫情，在卫生计生部门科学评估提出停课建议后，由县（区）教育主管部门确定并宣布停课，如需多所学校大范围停课则应报当地政府决定实行临时停课措施。

2. 停课期间，家长、学生等应主动向学校报告其是否出现发热、出疹等症状。

3. 停课期间，学校、托幼机构应每天跟踪学生的健康状况并按要求实行日报和零报告。同时，对校内各类场所应进行彻底消毒。

4. 复课后，学校、托幼机构应继续加强晨检和病例报告等工作。

广东省手足口病消毒工作指引

(2015年版)

一、消毒原则

（一）由于肠病毒对紫外线、高温及含氯消毒剂等敏感，对污染物品可选用暴晒、紫外线杀菌灯、煮沸和含氯消毒剂等方式进行消毒。

（二）含氯消毒剂具有一定的刺激性，配制及消毒人员应戴口罩和手套进行操作。

（三）含氯消毒剂对金属制品具有一定的腐蚀性，消毒后应尽快用水清洗。

（四）酒精（为速干手消毒剂常见的主要杀菌成分）对肠病毒杀灭效果不佳，建议避免使用。

二、各类物品消毒

（一）空气

以自然通风为主，每日通风2～3次，每次不少于30分钟；无法自然通风的可采用排风扇等机械通风。有条件的机构可使用紫外线消毒。医疗机构也可采用循环风式空气消毒机进行消毒。

（二）物体表面、地面、墙壁

物体表面（如门把手、楼梯扶手、床围栏、桌椅台面、水龙头等）、地面和墙壁用含有效氯500mg/L消毒剂溶液擦拭或喷洒消毒，作用30分钟，必要时用清水擦拭干净。

被患儿粪便、疱疹液等污染的物体表面、地面和墙壁可先用即弃型物品清理污物，再用含有效氯1000mg/L消毒剂溶液擦拭或喷洒消毒，作用30分钟。如需要反复使用的物品（如毛巾、拖把等）应用含有效氯500mg/L消毒剂溶液浸泡30分钟。必要时用清水擦拭或冲洗干净。

（三）衣物、被褥等织物

患儿的衣服、被褥、毛巾等需要单独清洗，阳光下暴晒2小时或煮沸20分钟或用含有效氯500mg/L消毒剂溶液浸泡30分钟，必要时用清水冲洗干净。

（四）奶瓶、餐饮具

患儿的奶瓶、餐饮具每次使用前应煮沸20分钟或高温消毒。

（五）玩具、学习用品

患儿接触过的学习用品、玩具用含有效氯500mg/L消毒剂溶液擦拭或浸泡，作用30分钟后用清水擦拭或冲洗干净。不适合用消毒剂擦拭的学习用品（如书本等）可在阳光下暴晒2小时。

（六）手

手接触粪便、疱疹液或呼吸道分泌物后，应及时用流动清水及洗手液或肥皂按正确方法洗手，必要时可用复配手消毒剂进行双手消毒。

（七）便器

患儿使用后的便器用含有效氯1000mg/L消毒剂溶液浸泡30分钟，坐便器表面用含有效氯500mg/L消毒剂溶液擦拭消毒，作用30分钟，必要时用清水冲洗或擦拭干净。

（八）诊疗用品

体温计应一人一用一消毒，可用含有效氯500mg/L消毒剂溶液浸泡30分钟，清水冲洗干净后备用。

压舌板建议使用一次性的，非一次性压舌板应一人一用一消毒，可用高压蒸汽灭菌。

非一次性器械、器具、物品可用含有效氯500mg/L消毒剂溶液消毒，可浸泡消毒的非一次性器械应浸泡30分钟，无法浸泡的非一次性器械可擦拭消毒。

广东省中医药防治手足口病专家共识

（2015年版）

手足口病是由柯萨奇病毒、EV71多种肠道病毒引起的常见传染病，多发生于学龄前儿童，尤以3岁以下年龄组发病率最高，按照《中华人民共和国传染病防治法》规定的丙类传染病进行管理。2014年全国手足口病再次出现发病高峰，全年共发生病例2819581例，死亡508例，广东病例数居全国首位，是危害我省婴幼儿身体健康的重要公共卫生问题。

一、手足口病属于中医"温病"范畴。病因为感受疫毒时邪，此邪具有湿热、风热特点，岭南地区尤以湿热为甚

病位在肺、脾、心、肝，婴幼儿容易发生邪陷厥阴之危候。小儿脾常不足，肺脏娇嫩，易受损伤。疫毒时邪由口鼻而入，内侵肺脾，卫表被遏，肺气失宣，则见发热、头痛、咳嗽、流涕等；邪毒循经，熏蒸口舌，则口腔疱疹、口痛、拒食、流涎；湿热熏蒸四肢，则手足疱疹；若毒热内盛，气营两燔，则四肢臀部疱疹分布稠密，全身症状深重；若邪热闭肺，肺气郁闭上逆，则气促、咳嗽、痰壅、鼻煽，气机不利，血行瘀滞，则颜面苍白，唇甲发绀；若邪毒逆传心包，内陷厥阴，可出现壮热、神昏、抽搐等危象；甚或邪毒炽盛，正气不支，出现四肢厥冷，脉微欲绝等阴竭阳脱之危候。疾病恢复期，常见脾气受损，气阴两虚之证。

二、现阶段手足口病无疫苗预防，无特效药的治疗；它的传播途径较复杂，疾病的发生和流行难以避免

在做好保护易感人群、预防疾病传播的一级预防基础上，各地可选用具有健脾化湿、清热解毒功效的药食同源中药，用于易感人群预防。

参考方：

三豆饮：扁豆、绿豆、赤小豆各30～50克，甘草10克，煎煮至豆熟，食豆饮汤。

五花茶：鸡蛋花、木棉花各10克，金银花、槐花、扁豆花各5克，水煎服。

三、采用中医药及早进行干预的二级预防，减少重症病例发生，是当前手足口病防控的重要策略

治疗以清热祛湿，解毒透邪为基本法则，宜根据疾病发展的不同阶段，辨证用药，进行个体化治疗。

（一）邪犯肺脾证（多见初期）

主要临床表现：发热，头痛身楚，或流涕咳嗽、纳差恶心、呕吐，口腔黏膜、手足皮肤可见疱疹，口痛拒食，尿黄短，大便干结或便溏，舌偏红苔薄黄，指纹浮紫于风关，脉浮数。

治法：宣肺解表，清热化湿。

基本方药：银翘散加减。

主要药物：金银花、连翘、竹叶、荆芥、牛蒡子、薄荷、豆豉、甘草、桔梗、芦根、栀子、黄芩、滑石等。

（二）湿热蕴毒证（多见极期）

主要临床表现：发热较甚，持续不解，手足皮肤、口腔黏膜出现大量疱疹，口痛拒食，烦躁不安，口干口渴，尿黄赤，大便干结或便溏，舌红苔黄腻，指纹紫滞，脉滑数。

治法：清热解毒，化湿透邪。

基本方药：甘露消毒丹加减。

主要药物：金银花、滑石、黄芩、茵陈、藿香、连翘、石菖蒲、白蔻仁、板蓝根、薄荷、通草、射干、川贝母。

常用中成药：小儿豉翘清热颗粒、蓝芩口服液、抗病毒口服液、蒲地蓝口服液、馥感啉口服液、双黄连口服液、藿香正气口服液等。

（三）气阴两伤证（多见恢复期）

主要临床表现：身热消退、神疲乏力、口渴、纳差、手足皮肤、口咽部疱疹消退或未尽，舌红少津，脉细数。

治法：益气养阴。

基本方药：沙参麦冬汤或七味白术散加减。

主要药物：沙参、麦冬、玉竹、桑叶、甘草、天花粉、白扁豆、生地黄、白术、太子参、茯苓、木香、藿香、葛根等。

四、积极参与重症病人的救治，中西医结合进行治疗，努力降低病死率

（一）气营两燔证

主要临床表现：壮热不解，夜晚尤甚，头痛剧烈，口痛剧烈难忍，手足甚至四肢皮肤、臀部疱疹斑疹密集，色泽紫暗，或成簇出现，疱液混浊或脓液，小便黄赤，大便干结，舌质红绛，苔黄厚腻或黄燥，指纹紫滞达气关，脉滑数。

治法：清热凉营，解毒祛湿。

基本方药：清瘟败毒饮加减。

主要药物：黄连、黄芩、栀子、连翘、桔梗、生石膏、知母、生地黄、赤芍、玄参、牡丹皮、大青叶、板蓝根、紫草、水牛角、滑石、绵茵陈等。

常用中成药：清开灵注射液、痰热清注射液、醒脑静注射液、莲花清瘟胶囊、清开灵口服液等。

（二）湿热动风证

主要临床表现：高热，易惊，肌肉眴动，瘛疭，或见肢体痿软，无力，呕吐，嗜睡，甚则昏朦，舌暗红或红绛，苔黄腻或黄燥，脉弦细数，指纹紫滞。

治法：解毒化湿，熄风定惊。

基本方药：羚角钩藤汤加减。

主要药物：生石膏、大黄、生栀子、黄连、钩藤、天麻、菊花、生薏米、羚羊角粉、全蝎、白僵蚕、生牡蛎。

常用中成药：清开灵注射液、痰热清注射液、醒脑静注射液、安宫牛黄丸、紫雪丹、新雪丹、莲花清瘟胶囊、清开灵口服液等。

（三）厥脱证

临床表现：壮热，神昏，手足厥冷，面色苍白，口唇紫绀，喘促，口中可见粉红色泡沫液（痰），舌质紫暗，脉细数或沉迟，或脉微欲绝，指纹紫暗。

治法：解毒开窍，益气固脱，回阳救逆。

基本方药：参附龙牡救逆汤合安宫牛黄丸加减。

主要药物：制附子、红参、龙骨、牡蛎、羚羊角、天竺黄、石菖蒲、郁金、麦冬等。

常用中成药：参附注射液、生脉注射液、醒脑静注射液等。

五、积极应用外治疗法，改善症状

（一）口咽部疱疹处理

咽部疱疹可选用：双料喉风散、金喉健喷雾剂、开喉剑喷雾剂、口腔炎喷雾剂、康复新液等。

（二）皮疹处理

皮疹较多可酌情选用：康复新液、儿肤康搽剂、维儿康洗液等。

（三）中药灌肠

1.轻症：藿香、败酱草、黄芩、青蒿、栀子、生薏米。

2.重症：酒大黄、生石膏、生薏米、钩藤、天麻、桂枝。

六、积极开展中医药防治手足口病专项研究

总结既往临床经验，进行数据挖掘，开展相关临床研究，充分发挥中医药在手足口病等传染性疾病治疗中的作用，提高中医临床服务能力。